I0075395

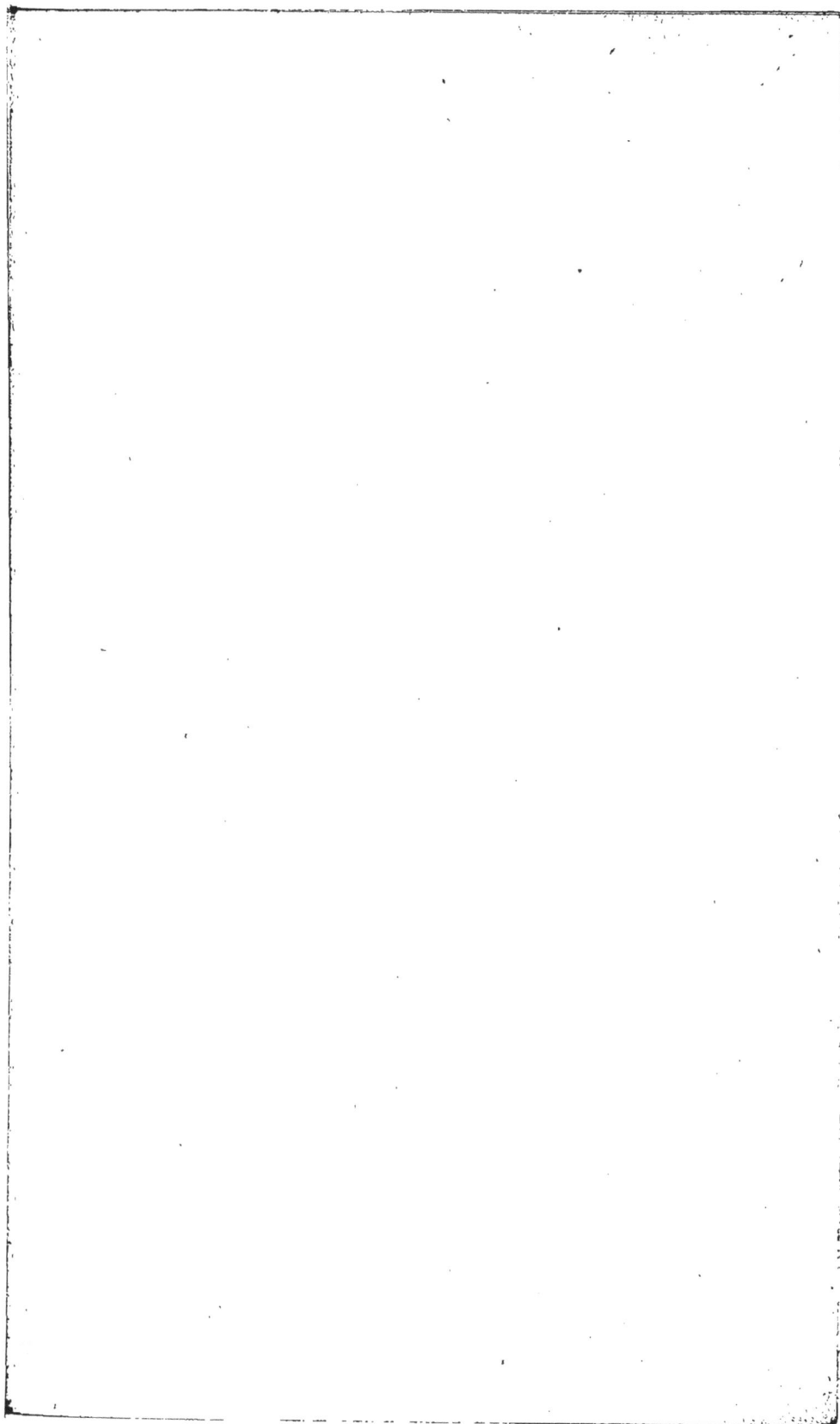

6

T c 14.

ESSAI

SUR LA TOPOGRAPHIE MÉDICALE

DE LA VILLE DE DIE

EN DAUPHINÉ &c.

Indiquant des remèdes nouveaux, renfermant quelques observations intéressantes, &c. &c.

Par M. BARETY, ancien Elève des Ecoles de Médecine de Paris ; &c. Correspondant de la Société royale de Médecine de la même Ville & Pensionnaire de Mgr. Comte d'Artois.

Depuis Docteur en l'Université de Montpellier

Si quis ad Urbem sibi ignotam pervenerit, is ejus situs curam habere debet.

Hipoc. de aëre, aquis & locis.

on a retranché que thèse latine dix exemplaire qui

BIBLIOTHÈQUE ROYALE

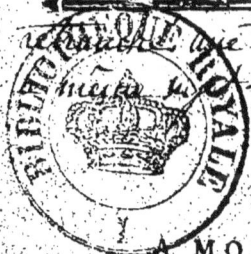

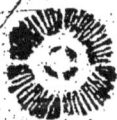

A MONTPELLIER,
De l'Imprimerie de JEAN-FRANÇOIS PICOT, seul Imprimeur du Roi & de l'Université de Médecine.

M. DCC. LXXXVIII.

offert par l'Auteur à Mr. Beaucousin Avocat en Parlement

Reçu le 2 juin 1789

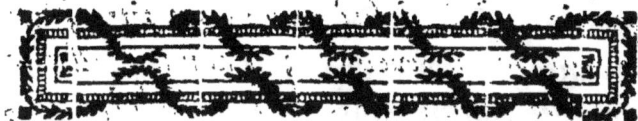

AUX TRES-ILLUSTRES,

TRES-DOCTES ET TRES-RÉVÉRENDS

PROFESSEURS ET AGRÉGÉS

DE L'UNIVERSITÉ DE MÉDECINE

DE MONTPELLIER.

MESSIEURS,

ÉLEVE, déjà ancien, des Ecoles célè-
bres de la Capitale, où un penchant
irréfiftible pour l'étude de l'art fi noble
& précieux, que vous enfeignez & exer-
cez avec d'auffi grands talens, me captiva
fi long-temps : rappellé enfuite dans ma

patrie, j'ai défiré encore un titre, un avantage nouveaux ; l'honneur d'être compté parmi vous. Votre indulgence, MESSIEURS, a bien voulu m'accueillir, & comblant mon vœu, me faire part de vos lumieres étendues. Cette bonté, de votre part, me pénétrant d'une vive reconnoiſſance, m'enhardit à prendre la liberté de vous offrir ce foible Eſſai, comme un témoignage de ce ſentiment. Je l'ai mis en françois afin que des Lecteurs très-eſtimables n'en fuſſent point privés par une langue qui leur feroit étangere : daignez, MESSIEURS, en l'agréant, être très-convaincus de la haute eſtime & de la très-reſpectueuſe conſidération avec leſquelles,

J'ai l'honneur d'être,

MESSIEURS, très doctes, très-illuſtres & très-nobles Profeſſeurs en Médecine,

Votre très-humble & très-obéiſſant ſerviteur,
BARETY.

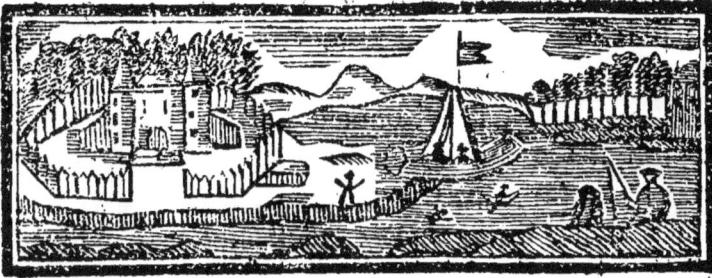

ESSAI

Sur la Topographie médicale de la ville de Die en Dauphiné, &c.

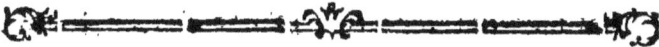

SECTION PREMIERE.

La ville de Die en Dauphiné est d'une enceinte peu étendue : elle contient environ trois mille ames ; sa position est au centre d'une vallée arrosée par la riviere de Drôme & trois autres torrents, Commane, la source de l'Abbaye de Valcroissant & Meirose. Cette derniere baigne ses murs du côté du sud-est ; plusieurs fontaines d'eau douce & fraîche, placées dans des différens quartiers, fournissent avec largesse aux besoins de tout le peuple qu'elle renferme. Elle est sur un tertre (qui domine de quelques toises le reste de la plaine) adossée à un côteau fertile & planté en vignoble dans tous ses aspects, qui s'avance dans la vallée de maniere à la diviser presque en deux parties égales ; l'une au sud-est, l'autre

A iij

au nord-oueſt : de ſorte que la Ville enviſage dans
ſa plus grande largeur le ſud-oueſt. Des mauvais
remparts, élevés ſur les ruines antiques de ceux
des Romains, l'environnent de tous les côtés :
ceux qui ſont ſur le ſommet du côteau dont j'ai
parlé, & ſur lequel ſe trouvent encore des veſ-
tiges d'une miſérable citadelle, ont les plus
d'élévation, & l'abriteroient des vents du nord-
eſt, ſi, du côté oppoſé, le mont Juſtin, ex-
trêmement rapproché, ne les faiſoient refluer
par l'obſtacle qu'il oppoſe à leur cours ; car il n'eſt
pas diſtant d'un demi quart de lieue des murs de
la Ville. La riviere de Drôme arroſe ſa baſe &
une manche de prairie qui remplit cet eſpace
étroit.

La vallée qui renferme Die & ſon territoire,
eſt cernée de l'eſt-nord au nord-oueſt par une
double chaîne montueuſe, qui cache dans ſon
ſein différens petits villages qui fourniſſent,
comme tous les autres, aux différens approvi-
ſionnemens des habitans de la Ville. Les plus
éloignées de ces montagnes, qui ſont auſſi les
plus élevées, ſont le mont Glandace, les monts
de Romeyer, de Rouſſet, de Vaſſieux, &c. Les
neiges qui les recouvrent ſept à huit mois de
l'année, ne contribuent pas peu à rendre les
vents du nord très-froids. Les autres monts plus
voiſins (quoique moins hauts de moitié) ne
laiſſent pas que d'avoir une belle élévation. Ils ter-
minent la petite plaine de Die, qui peut avoir
une lieue dans ſa plus grande longueur du côté
du nord-oueſt, trois quarts de lieue du côté de
l'eſt-ſud, environ autant dans ſa plus grande
largeur, & offrant pluſieurs ſinuoſités qui forment

A

autant de vallons agréables & fertiles. Partie de cette plaine, en terre labourable, est complantée en noyers & mûriers ; partie, en prairies arrosables, en chenevieres, l'est en arbres fruitiers de toute espece. La base des montagnes, tous les petis côteaux font recouverts en vignobles affez abondans, qui donnent même, par le choix, plusieurs vins de très-bonne qualité : il en est qui peuvent le disputer à l'Hermitage (1).

Cet ensemble que je viens de tracer, offre une vallée profonde, d'environ deux lieues en longueur, &c. (cernée de toute part par une chaîne de monts élevés, dont les hauteurs inégales forment un horizon bizarrement dessiné) au milieu de laquelle se trouve une sorte de division exhaussée, un monticule où est placé la petite ville de Die.

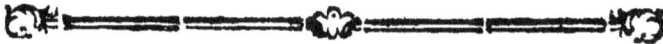

SECTION SECONDE.

LES productions du territoire de Die, font, comme on vient de l'appercevoir, des vins de différentes qualités, en grande abondance, d'autres fruits de très-bon goût, en quantité ; tels que noix, dont on fait de l'huile, figues, poires, pommes, abricots, prunes, pêches, cerises de toutes les especes, du jardinage, &c. des fourrages suffisamment pour les besoins de ses habitans, des chanvres au-delà de leur consomma-

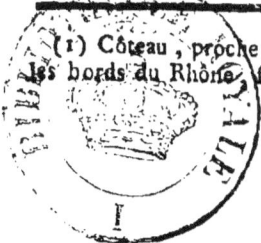

_____

(1) Côteau, proche la petite ville de Tim en Dauphiné, fus les bords du Rhône, fameux par l'excellent vin qu'il produit.

tion, du bled froment, & autres grains légumineux, à peine la quatrieme partie de ce qui leur est nécessaire. Mais on y récolte beaucoup de la soie dans les années favorables. Cette Ville est d'ailleurs sans commerce, comme elle est sans passage ; ces avenues n'étant point accessibles à la voiture, excepté du côté de Valence. Elle n'a aussi aucune manufacture importante, excepté une Papeterie établie depuis quelques années, une Filature de coton qui occupe, depuis moins de temps, des jeunes filles jusques à la venue des cocons ; où elles le font alors à la filature de ces derniers.

Il résulte de ces détails, que la nourriture du peuple (dont la plus grande partie est livrée, plus ou moins, à l'agriculture) est un pain bis de froment, quelquefois mêlé d'un peu de seigle, des fruits dont j'ai parlé ; du gros jardinage, tel que poirée, choux, pommes de terre, &c. du gruau d'épautre, des feves, des aricots, &c. du lait de chevre en petite quantité, de l'huile de noix (les riches s'en procurent de celle d'olive) mais du vin en abondance. Le porc salé est aussi une partie de la nourriture des plus aisés de cette classe de cultivateurs, qui consomme très-peu de viande de boucherie, les dimanche & fêtes exceptés. Alors, afin d'oublier la frugalité, la fatigue & les maux de la semaine, ils se jettent souvent avec un peu trop de licence dans les bras de Bacchus, Divinité la plus favorite de leurs déréglemens. On en voit d'autres cependant formant des essaims moins nombreux, mais plus jeunes, folâtrer, en dansant, à leur maniere, avec Rosette & Galathée.

L'autre claſſe des citoyens plus riche, plus oiſive, vit d'un pain, bon il eſt vrai, mais beaucoup inférieur à la blancheur de celui des Boulangers de Paris, de mouton ordinairement exquis, du bœuf médiocre en ſaveur, de la volaille de bon goût, du gibier excellent, des truffes noires bien parfumées, du jardinage de toute eſpece, & des vins toujours bons, ſouvent même délicieux. Les promenades à la campagne, des jeux de boule la recréent dans la belle ſaiſon; mais lorſque les frimats & les nuits augmentent, les cartes, ce jeu funeſte, froid & captif, occupe, dans l'intérieur, les perſonnes avancées en âge; tandis que la jeuneſſe, dédaigneuſe des chaînes triſtes de ces mornes amuſemens (ſi on peut les nommer ainſi) ſe livre dans ſes loiſirs à des délaſſemens plus doux, plus actifs. La danſe ſi utile & ſi recommandable pour la ſanté, ſi elle n'étoit trop ſouvent funeſte aux bonnes mœurs, ſoutien ſacré du bonheur des moindres ſociétés, quelquefois même des Empires; la danſe, dis je, eſt alors leurs délices les plus cheres; cependant les mœurs des Diois ſont en général un peu dures & groſſieres : on diroit que par fois l'âpreté de leurs monts ſe retrace dans leurs caracteres.

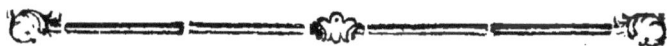

SECTION TROISIEME
Du Climat.

LA température de l'air, du climat de Die, y eſt telle, qu'en général les hivers y ſont très-froids, plus ſecs qu'humides. Il y regne cependant quelquefois des brouillards, qui, du Rhône,

montant par la Drôme, vont s'arrêter quatre
ou cinq lieues plus haut fur le lac du Luc, &c.
formé par cette riviere. Le Printemps y eft doux,
quelquefois chaud ou pluvieux, mais fujet aux
alternatives foudaines & dangereufes (pour les
hommes & les végétaux) d'un froid cuifant.
Souvent, à plufieurs jours de calme, d'un ciel
pur, d'une chaleur vive, fuccede tout à coup
un vent du nord glacial qui s'éleve de deffus les
monts Glandace, &c. encore blanchis par les
neiges. L'Été eft pour l'ordinaire fort chaud &
très-fec; mais, comme le Printemps, fujet à
ces retours de froidure inattendus, d'autant plus
fenfibles, que la chaleur concentrée & accrue
par le reflet de la chaîne des monts, a duré plus
long-temps. L'Automne enfin, cette faifon de
délices qui promet & offre de toute part à l'avi-
dité & à l'indolence le délire des jouiffances de
ces fruits, avec l'efpoir du repos le plus doux:
l'Automne eft en partie pluvieufe & fraîche, mais
elle donne encore des chaleurs & des jours fereins.

On verra, par ce qui me refte à tracer, que
cette grande variété de l'athmofphere, parmi
les autres caufes phyfiques, influe ici le plus
puiffamment fur là fanté des hommes; qu'elle
eft le principe funefte de la plupart des maux qui
les affligent ou qui les moiffonnent.

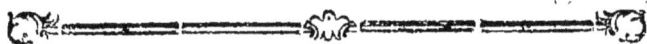

SECTION QUATRIEME
Des Maladies.

Parmi les maladies chroniques qui m'ont paru
les plus fréquentes, l'engorgement, l'abcédation

des parotides & des autres glandes doivent tenir
le premier rang. Ce paſſage ſubit du chaud au
froid, en condenſant trop promptement, avec
les pores de la peau, la lymphe auparavant atté-
nuée & la ſéroſité excrémentielle des ſueurs, de
la tranſpiration, me paroît être une des principales cauſes de cette maladie déſagréable,
même dangereuſe. C'eſt ſur-tout parmi le peuple
mal-aiſé qu'on la rencontre. Les alimens groſ-
ſiers, les logemens bas, humides & mal propres
qu'ils habitent ; leur continuelle expoſition aux
influences, aux intempéries de l'athmoſphere (1),
joints à la propagation héréditaire chez pluſieurs, concourent beaucoup à mon ſens, à la
produire avec autant de fréquence. J'entends
parler des écrouelles ou humeurs froides, non des
autres engorgemens inflammatoires qui peuvent
ſurvenir à des individus très-ſains aux mêmes
parties. Il eſt rare qu'on appelle contre ce mal
les ſecours des gens de l'Art, parce qu'on le
croit, mal à propos, incurable.

J'ai traité un de ces malades (2) avec un
ſuccès d'une célérité inattendue, dont l'état étoit
déplorable. Ses joues, les deux parotides, une
de ſes mains & un de ſes bras étoient frappés

(1) Le célebre M. *de Bordeux*, D. M. dans ſon excellent traité, attribue cette maladie, ainſi que le goître principalement
aux eaux glacées, trop vierges, comme il le dit lui-même, n'ayant
point été ſuffiſamment mêlées par l'agitation avec l'air athmoſ-
phérique. Et cette théorie étaye la mienne ; car non-ſeulement
ces eaux, mais toute autre cauſe, dont l'action aura trop de rigidité,
de puiſſance coagulative, &c. pourra les produire.
(2) La fille du ſieur Grimaud, Aubergiſte, âgée de 12 ans,
chez qui le flux de ſon ſexe ne s'étoit pas encore manifeſté, a été
guérie dans quatre mois. On a commencé à la traiter à la fin de
Mai de cette année 1788, juſqu'à la fin de Septembre ſuivant.

de plusieurs ulceres sordides ; ceux du bras four-
milloient de vers. J'attribue cette cure extraor-
dinaire à un remede que je crois nouveau, que
j'ai imaginé ; aux eaux gazeuses d'Orel (1), dont
j'ai fait user tant à l'intérieur qu'à l'extérieur,
en bassinant les ulceres écrouelleux de cet individu, indépendamment des autres moyens curatifs
que j'ai employés, tels que le soufre, les bains
chauds, les trochisques d'Halandal, &c. La vertu
éminemment antiputride de ces eaux (par son
gaz abondant) tonique, apéritive, par ses sels
vitrioliques, sur-tout par le fer, dont les propriétés médicales, ainsi que des autres métaux,
ne me paroissent pas avoir encore été appréciées
dans une étendue suffisante ; les vertus, dis-je,
médicamenteuses de ces eaux, m'ont paru très-
propres à opérer la guérison, l'élimination de
ce virus opiniâtre, & le succès a, je crois,
couronné mon attente (2).

Une foule d'autres maux pourroient, par les
mains d'un Thérapeute sagace & prudent, y
rencontrer leur spécifique le plus prompt. Avec
elles j'ai rappelé, pour ainsi dire, à la vie, (par
un bienfait de la Providence divine) un Serviteur
prêt à la perdre, après avoir été en proie durant
deux jours aux atroces douleurs d'une colique
inflammatoire ; & une jeune personne du sexe (3),
réduite à l'extrêmité par une fievre bilieuse putride.

---

(1) Ces eaux minérales ne sont éloignées que de deux ou
trois lieues de Die, & se trouvent dans un ravin proche la
Drôme, dans le territoire du Village qui leur donne son nom,
d'Orel.

(2) Je sens bien qu'il seroit nécessaire, pour avoir plus de cer-
titude, d'avoir un plus grand nombre d'observations à offrir, &c.

(3) Mademoiselle Chevaudier.

Je penfe même que cette foule généreufe, noble foutien du repos individuel & des Empires, que les armées de terre & de mer trouveroient dans ce fluide (les eaux gazeufes) le prophilectique le plus affuré contre bien de maux auxquels tant de braves hommes font alors en proie. Les ulceres fordides gangréneux; foit qu'ils fuffent la fuite des bleffures, ou de toute autre caufe; la pefte même, ce fléau terrible, & toutes les maladies diverfes qui en dérivent, y trouveroient, je penfe, leur fpécifique le plus efficace, fi, manié par des hommes de l'Art éclairé, ce moyen curatif étoit foutenu, d'une maniere fagace, par des évacuans, tels que la crême de tartre, & le fel de Glaubert, &c. des alexiteres puiffans comme l'*Éther*, des émunctoires, des couloirs artificiels fur différentes furfaces de la partie cutanée de l'individu atteint, tels que les cauteres, les véficatoires, les fcarifications, &c.

Ce nouveau fecours ne néceffiteroit point l'abandon des autres antifeptiques que l'on emploie avec fuccès; tels que le kina, les acides, & fur-tout le vinaigre; mais la difficulté la plus grande dans cette tentative que je propofe, feroit fans doute celle de fe procurer abondamment de ces eaux gazeufes. La nature n'en a pas été partout également libérale (1); & il en faudroit (pour une armée) des quantités prodigieufes, que le tranfport rendroit impraticables. Dans ce cas, on pourroit, en quelque forte, y fuppléer, en en faifant d'artificielles, fuivant les procédés déjà

(1) Voyez la note ci-après.

décrits par plufieurs Chymiftes, ou en faifant
ufer aux Soldats du vin, d'une biere légere,
mais très-moufleufe ; à ce défaut on y pourroit
fubftituer l'hidromel, ou de l'eau fucrée mife
en fermentation, & dont le gaz auroit été captivé
avec foin.

Je pourrois ajouter à ces vues, pour le même
objet, celle de l'emploi de l'air appelé déflo-
giftiqué ou vital, oxigene, &c. qu'on pourroit
répandre avec prudence dans les tentes, les ca-
fernes, les hôpitaux, &c. La maniere de l'extraire
& fes propriétés ont été indiquées par beaucoup
de favans Chymiftes, M. *Prieftlei*, *Lavoifier*,
Darcet, *Sage*, *Maquer*, & M. *Chaptal* (1), qui,
dans un âge où le plaifir détourne ordinairement
d'une application aufli férieufe que la Chymie,
a fait, dans cette fcience profonde, des pas de
géant : enfin il n'eft aucun Phyficien aujourd'hui
qui ne reconnoifle la propriété éminemment vitale,
vivifiante de ce fluide éthéré. *Eft in aëre ocultus
vitæ cibus, & homo è terrâ creatus, ex aëre
vivit.*

Ces apperçus, ces indications, ces hypothefes
femblent s'écarter un peu du plan de mon fujet ;
cependant j'ajouterai encore une obfervation que
je crois nouvelle, & qui ne manque, pour être
plus intéreffante, que d'être moins ifolée. Mais
dans un Mémoire qui tend à ce qui intéreffe le
plus les hommes, à maintenir la principale co-

___

(1) Ce dernier a indiqué récemment des eaux minérales par la
voie du Journal de Montpellier, qui font dans le voifinage, aux
étangs de la Magdeleine. Il m'a affuré lui-même que ces eaux
étoient éminemment gazeufes, mais ne contenant point de prin-
cipes martiaux, &c.

lonne du bonheur, la fanté, je ne craindrai pas d'être prolixe, flatté par le doux efpoir d'être utile.

Dans le cours du Printemps dernier (la date précife ne m'eft point préfente) le fieur Bouchet, Facteur de la pofte aux lettres de la ville de Die, vint me confulter avec fa femme qui étoit dans une groffeffe très-avancée. Sa pâleur, une toux feche & fréquente, fa voix foible & fa maigreur exceffive m'alarmerent fur le danger pour elle de la crife où elle touchoit. Elle m'affura que depuis fa derniere couche où elle faillit à fuccomber aux efforts & aux douleurs, fa fanté s'étoit affoiblie de jour en jour ; qu'elle éprouvoit des maux fréquens de tête & d'eftomac, des tiraillemens dans fa poitrine, & la toux involontaire dont j'étois témoin ; qu'enfin elle venoit me confulter fur ce qu'elle auroit à faire pour parer fur-tout aux vives atteintes auxquelles elle craignoit de fuccomber.

D'après ce récit & un examen réfléchi, je foupçonnai pour caufe principale de fa fâcheufe fituation, du maráfme où elle fembloit être tombée ; je foupçonnai, dis-je, pour caufe l'inégalité trop grande de fon tempérament avec celui de fon mari. Ce dernier, par fon embonpoint, annonçoit une fanté forte, un état même voifin de la pléthôre.

Je confeillai l'ufage modéré d'un bon vin rouge, des foupes de gruaux bien dégraiffées ; mais légérement aromatifées par la cannelle, des œufs frais (analeptiques fimples, mais relatifs à fa fortune); & lorfque les avant-coureurs de fa délivrance fe feroient reffentir, l'ufage des truffes noires crues, mangées avec un peu du fel ou

du fucre, à la dofe de quatre gros à une once
environ; de continuer ce remede avec le régime
énoncé, quelques jours après la naiffance de fon
enfant : enfin je prefcrivis au mari une abftinence
un peu févere.

J'obfervai encore que fi elle fe propofoit de
lui donner le fein, elle ne pourroit le faire
fans le danger le plus grand pour tous les deux;
mais qu'elle pourroit réuffir à le nourrir d'abord
avec un peu de lait de chevre ou de brebis (c'eft
le feul qu'on ait dans le pays), coupé avec moitié
d'eau tiede fucrée, qu'enfuite peu à peu elle la
retrancheroit en entier, & donneroit le lait fans
mélange; & enfin qu'au bout de quelques mois
elle pourroit lui faire manger des boulies faites
avec de la croûte de pain pilée, &c. &c. con-
duifant ainfi fon nourriffon, à raifon des progrès
de fes forces, jufqu'à une nourriture folide. Parmi
ces confeils, l'ufage des truffes que j'imaginai
être un puiffant corroborant, très-propre fur-
tout à porter de la vitalité aux organes propa-
gateurs, a été fuivi, & fon effet a été tel, que
cette femme accoucha plus heureufement, &
avec beaucoup moins de douleur qu'elle n'avoit
jamais fait auparavant; fes maux d'eftomac, &
tous les autres fâcheux fymptomes fe font diffipés;
& quoique encore maigre, elle n'avoit pu atteindre
depuis long-temps l'état de fanté dont elle jouit.

Il réfulte de cette obfervation, que ce végétal
fingulier, les truffes, qui femblent fe rapprocher
un peu du premier anneau de la chaîne du regne
animal, doit être confidéré comme un puiffant
alexitere, & finguliérement propre à rétablir les
forces des vifceres de la génération, à faciliter

&

& adoucir cette crife douloureufe, l'accouche-
ment. Je le crois même utile contre certaine
caufe de ftérilité (1). Je l'ai depuis peu confeillé
comme tel ; mais mon départ ne m'a pas per-
mis d'en apprendre le fuccès : je me propofe de
répéter ces effais lorfque les circonftances m'en
fourniront la facilité.

L'hydropifie & des ulceres aux jambes font
encore des maladies de langueur que l'on rencontre ici affez fréquemment. L'une & l'autre
doivent leur origine à l'appauvriffement du fang,
au vice de fa confection, léfée par celui de
quelqu'un des principaux vifceres du bas-ventre.
L'abus du vin peut fans doute y avoir quelque
influence. Au refte, ces maladies ne fe rencontrent
pour l'ordinaire que chez les perfonnes avancées en
âge. Les apéritifs, les diurétiques, les catarctiques
plus ou moins forts & variés, les fudorifiques, les
cathérétiques, les déterfifs, defficatifs, &c. font
des remedes que je crois inutile d'indiquer dans
un plus grand dé ail, & qui m'ont obtenu des
fuccès heureux. Mais s'il regne peu d'autres
mal dies chroniques que celles que j'ai tracées,
en revanche l'on en voit beaucoup d'aiguës, des
diarrhées, des dyffenteries, pendant les chaleurs
de l'été, fur-tout lorfqu'il y a difette de fruits ;
des catarrhes, des péripneumonies, des pleu-
réfies, &c. tels font les maux qui enlevent à cette
Ville le plus de citoyens. L'Automne & le Printemps voient naître la plupart de ces derniers,

(1) Tous les Thérapeutes inftruits favent qu'il y a beaucoup
de caufes variées qui produifent ce vice, & qu'il doit être com-
battu, d'après ces mêmes caufes, par des moyens relatifs.

B

par la plus grande fréquence des viciffitudes foudaines de l'air dans ces faifons, par la fucceffion
rapide des vents du nord à ceux du midi, à
ceux de l'eft. Je ne tracerai point en détail le
traitement que j'ai employé dans tous ces cas,
& qui m'a été le plus heureux. Les moyens curatifs qui y font convenables, font connus de
tous ceux qui ont la moindre pratique dans l'art
de guérir. Chacun les varie à fon gré, fuivant
l'urgence ou la complication des fymptomes.
Dans les uns j'ai employé heureufement la faignée,
enfuite des délayans, des minoratifs raffraîchiffans
& des fudorifiques, &c. ; chez d'autres, les fudorifiques feuls, ou précédés de l'émétique, &
combinés avec des antifeptiques, m'ont obtenu
les mêmes fuccès, fans avoir fait pratiquer la
faignée; des fomentations, des linimens ont été
auffi mis en ufage, & concouru au foulagement
des malades.

On rencontre bien encore ici par fois quelques
autres maladies particulieres; mais elles font fi
rares, qu'on ne doit pas les regarder comme
caufe meurtriere dans le pays que je décris. Les
fievres intermittentes font de ce nombre; pour
l'ordinaire elles ne font point communes; cependant elles fe font préfentées chez plufieurs
individus durant le cours de cette année, ce que
j'attribue aux eaux croupiffantes, caufées par des
digues nouvellement élevées fur les bords de la
Drôme. J'en ai guéri une par l'électricité (1), &
d'autres par le kina, les purgatifs, &c.

_____

(1) Dans le temps j'ai eu l'honneur d'en préfenter l'obfervation
à la Société royale de Médecine.

A l'égard des maladies épidémiques, la dyſ-
ſenterie exceptée, je n'en ai point vu régner,
graces au Tout-puiſſant ; & j'ai oui-dire à un
parent & ami vertueux (1), que la mort m'a
enlevé, homme de l'art, très-bon Praticien &
Obſervateur, qu'à la Ville on n'en avoit pas été
frappé depuis très long-temps. Il penſoit, comme
moi, que le vin pris aſſez abondamment par le
peuple dans les chaleurs, en étoit une descauſes
prophilactiques principales ; ainſi que la vivacité,
la pureté de l'air, entretenue & propagée par le
courant des eaux vives, par le voiſinage des
hautes montagnes, dont les cimes ſourcilleuſes
environnent de toute part.

Mais ſi la nature a auſſi heureuſement pourvu à
la ſalubrité des habitans de Die, ſi la main libérale
du Créateur a verſé par tant d'endroits des ſour-
ces de vie & de ſanté dans cette contrée âpre &
montueuſe, les hommes, ici, plus qu'en beaucoup
d'autres endroits, ſemblent, par leur négligence,
leur cupidité aveugle, s'efforcer de détruire les
effets de tant d'influences ſalutaires. Des matieres
végétales, animales, entaſſées & miſes en putré-
faction dans la plupart des rues, alterent preſque
conſtamment en été un air ſi pur. La filature,
ſur-tout, des cocons, que pluſieurs particuliers
pratiquent dans différens quartiers, y répand une
puanteur ſi infecte, ſi nauſéabonde, durant ſix
ſemaines environ, que je ne puis m'empêcher
d'être ſurpris du peu de ravages qu'occaſionne
ce foyer intolérable de miaſmes putrides (2). Je

(1) M. Julien, D. Médecin de l'Univerſité de Montpellier.
(2) Les promenades, les courſes nocturnes hors l'enceinte de la

n'en ai point observé d'effet bien funeste : seulement
les jeunes filles attachées constamment à ce tra-
vail, paroissent chloroses ou ictériques. Pendant
cet intervalle j'ai aussi ressenti (sur moi-même)
des mal-aises, des affections scorbutiques sur
mes dents, dont l'émail perdoit de sa blancheur,
sembloit se ramollir, ainsi que les gencives,
malgré l'usage plus abondant que je faisois alors
d'un vin très-spiritueux, moussant comme le
Champagne. Je crois aussi devoir en partie attri-
buer à cette influence putride l'observation d'une
maladie qui n'est pas, il est vrai, sans exemple,
mais assez rare, je crois, pour être retracée avec
intérêt. Par elle je terminerai ce foible essai.

La veuve Aimé, Traiteur, me fit appeler pour
un de ses enfans (petite fille âgée d'environ trois
ans) qui me parut affligée d'une violente coque-
luche. L'ipecacuanha que je fis administrer avec
peine, & la fleur de soufre dissiperent bientôt
les symptomes de cette maladie ; mais l'appétit
ne revint point. Il y avoit alors vis-à-vis de sa
demeure une filature de cocons où l'on avoit
l'imprudence d'amener souvent dans le jour la
petite malade. Une semaine à peu près s'étoit
ainsi écoulée, lorsqu'on l'amena chez moi, en
me disant qu'il lui étoit survenu des excoriations
dans la bouche, qu'il lui étoit tombé plusieurs
dents sans douleur, que son dégoût étoit toujours
le même, qu'elle étoit très-inquiette, & paroissoit

Ville, dans la campagne, que l'on fait ordinairement tous les
jours, corrigent sans doute cette influence dangereuse par la vitalité nouvelle qu'on repompe, pour ainsi dire, dans l'air nouveau
dont on se nourrit alors.

avoir beaucoup de fievre. Je reconnus en effet
qu'il y avoit une fievre intenfe, & je vis que des
aphtes profonds rongeoient intérieurement les
joues, les levres, les gencives ; qu'à la place
d'où avoient tombé fes dents, s'élevoit une efpece
d'alvéole d'une couleur grisâtre, qui me fit crain-
dre pour la carie de l'os de la mâchoire inférieure
(c'étoit celle qui avoit laiffé échapper des dents;)
je foupçonnai les vers ; je confeillai le femen
contra (1), des abforbans en abondance; & par
intervalle, un peu de crême de tartre, du firop
de chicorée, &c. des gargarifmes, de firop de
mûres, de vin légérement rendu ftiptique, dé-
terfif par de l'alun. Ces remedes agirent avec
efficacité, les aphtes fe diffiperent, l'enfant fut
évacué, & rendit des vers lumbricaux ; la fievre
fe calma, l'appétit revint, &c. ; mais il tomba
fucceffivement encore, fans douleur, plufieurs
dents de la même mâchoire, qui montrerent
autant d'alvéole comme les précédentes. Alors je
reconnus, ce que j'avois déjà foupçonné, que
c'étoit là le fcorbut ruffacé des enfans ; en effet,
de jour en jour, je vis ce corps offeux, alvéo-
leux, s'élever & s'accroître. Il occupoit tout le
devant de ladite mâchoire jufqu'aux molaires ;
de forte que les incifives & les canines étoient
toutes tombées. En vain je fis continuer les remedes précédens ; cette étrange excroiffance
s'accrut au niveau des dents qui reftoient ; elle
répandoit même une odeur très-fétide. Je con-
fidérai que l'extirpation étoit le feul remede à

(1) Je préférai ce vermifuge à caufe de fa vertu antifeptique &
ftomach que, &c.

ce mal , & le plus indifpenfable , afin de ne pas laiffer épuifer le germe , le fuc dentifiant dont la dépravation caufoit ce ravage. Je l'avois déjà confeillé fans attendre fi long-temps ; mais la mere effrayée de ma propofition ne voulut point y confentir; ce ne fut qu'environ trois femaines après qu'on l'enleva (1) fans effort & fans douleur. Une gencive faine, vermeille qui r cou roit cette mâchoire, fes alvéoles, fe montra à la place de cette difformité ; depuis cet enfant fe porte à merveille, mais il ne lui eft point encore revenu des dents. J'ai une foible efpérance qu'à la feconde dentition il pourra lui en renaître fi le germe n'en a pas été totalement détruit.

Tel font mes apperçus fur la topographie médicale de Die, que je prends la liberté d'offrir à une Société d'hommes inftruits, dont les grands talents m'auroient encore retenu dans le filence, fi (defireux de leur témoigner ma reconnoiffance & mon eftime diftinguée) je n'avois penfé que l'indulgence & l'aménité, compagnes du vrai favoir & de la vertu, faifoient un des traits principaux de leur caractere.

BARETY, Médecin.

(1) J'ai confervé ce morceau monftrueux dans fon genre ; il a environ 5 lignes de hauteur fur un pouce & demi de long ; il offre les alvéoles des dents qu'il avoit remplacées.

F I N.

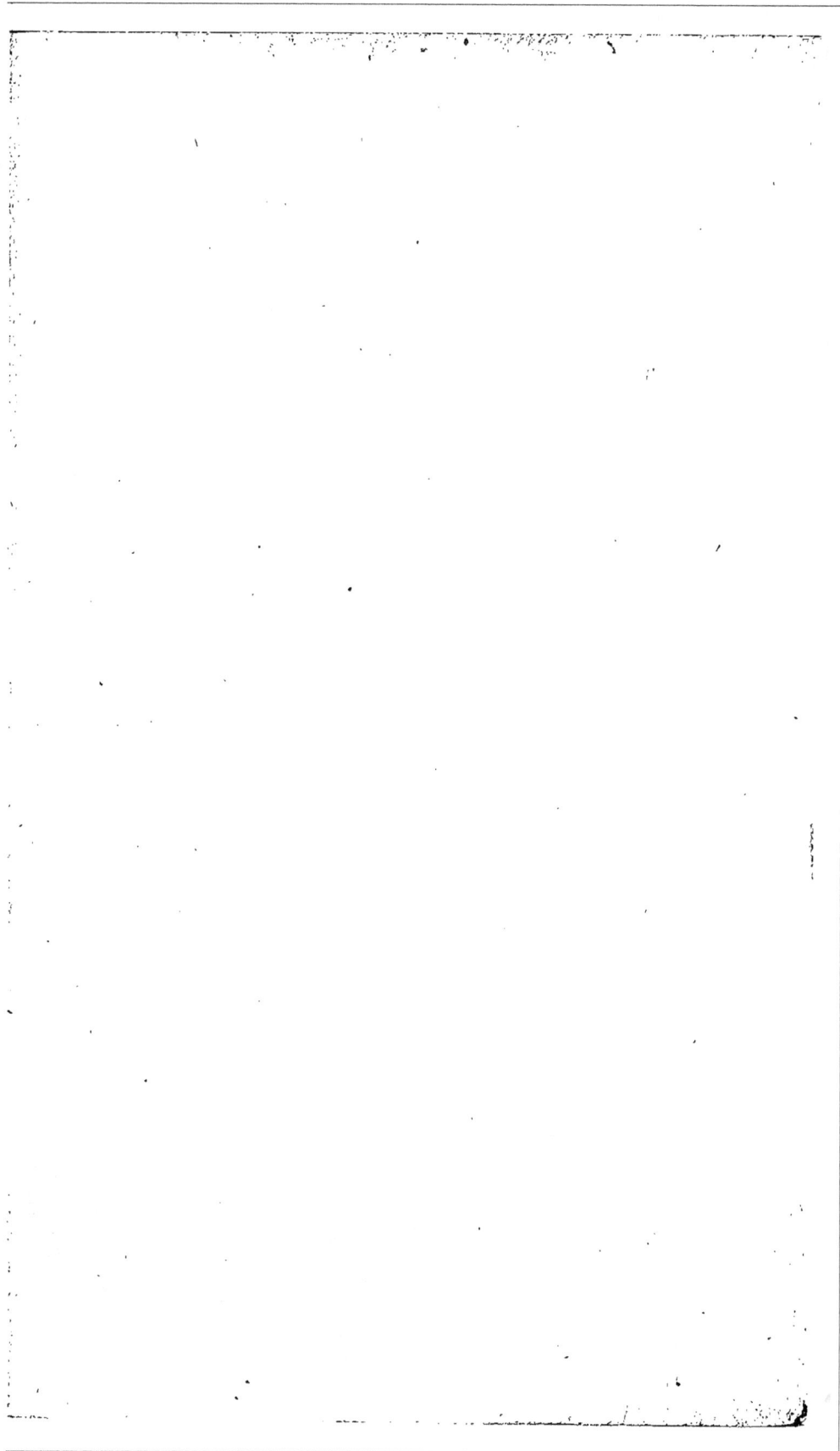

BIBLIOTHEQUE NATIONALE DE FRANCE

3 7531 03987775 9

www.ingramcontent.com/pod-product-compliance
Lightning Source LLC
Chambersburg PA
CBHW060506200326
41520CB00017B/4922